Nele Rose

Der Aligner-Ratgeber

**Informationen, Erfahrungen und Tipps
zur Zahnkorrektur mit Kunststoffschienen**

Impressum

Bibliografische Information der Deutschen Nationalbibliothek:
Die Deutsche Nationalbibliothek verzeichnet diese Publikation
in der Deutschen Nationalbibliografie; detaillierte bibliografische
Daten sind im Internet über http://dnb.dnb.de abrufbar.

© 2019 Nele Rose
DerAlignerRatgeber@gmail.com
Herstellung und Verlag: BoD – Books on Demand, Norderstedt

ISBN: 978-3-7504-0331-4

...für dein perfektes Lächeln

Inhaltsverzeichnis

„Jeder Tag,
an dem du nicht lächelst,
ist ein verlorener Tag."

Zitat von Charlie Chaplin

1. Warum gibt es diesen Ratgeber?

Ziemlich genau vor sechs Monaten entschied ich mich für eine Zahnkorrektur. Ich hatte keine große Fehlstellung, sondern nur eine kleine Lücke im Oberkiefer zwischen den beiden Frontzähnen. Viele meiner Freunde konnten nicht nachvollziehen warum ich diesen Schritt gehen möchte, die Zahnlücke sei doch gar nicht so schlimm. Doch beim Zähneputzen vor dem Spiegel und beim Lachen mit Freunden musste ich immer an meine Zahnlücke denken. Ich war mit der Optik meiner Zahnstellung einfach nicht zufrieden. Du kennst das bestimmt: Wenn man sich einmal etwas in den Kopf gesetzt hat, dann bekommt man es nicht so einfach wieder heraus. Also beschloss ich mich über die möglichen Behandlungsmethoden gegen Zahnfehlstellungen zu informieren.

Leider fand ich im Internet nicht viele hilfreichen Informationen. Stattdessen landete ich immer wieder auf den Internetseiten der zahlreichen Anbieter, die mit Zähnen von Topmodels werben und nur wenig Informationen preisgeben. Als nächstes schaute ich mich in Internetforen um. Aber du denkst wahrscheinlich das gleiche wie ich über diese Foren. Es ist zwar interessant darin herumzustöbern, aber ich frage mich immer, wie wahr diese Horrorgeschichten denn wirklich sind und ob die vielen Erfolgstories und Empfehlungen tatsächlich von unabhängigen Privatpersonen stammen oder nicht doch von Aligner-Anbietern mit kostenfreien Behandlungen beeinflusst worden sind.

Somit war ich auch schnell am Ende mit meiner Recherche und auf mich allein gestellt. Leider gab es zur damaligen Zeit auch kein Buch, das alle Informationen zur Zahnkorrektur mit Alignern zusammenfasst und dazu auch gleich Erfahrungsberichte enthält. Das fand ich schade, denn der Trend zur Behandlung mit Alignern nimmt weiter zu. Millionen von Menschen haben sich weltweit schon für diese Behandlungsmethode entschieden und es werden zunehmend mehr.

Dementsprechend würden immer mehr Menschen vor der gleichen Ratlosigkeit stehen, wie es bei mir der Fall war. Und somit war die Idee für diesen Ratgeber geboren. Mein Ziel ist es, mit dem Buch möglichst vielen Menschen zu helfen, die vor der gleichen Ratlosigkeit und Unsicherheit standen, wie ich damals.

Ich wünsche dir viel Spaß damit und hoffe sehr, dir mit den folgenden Seiten hilfreiche Informationen geben zu können und dir damit ein wenig Unsicherheit und Sorgen zu nehmen.

Viel Spaß beim Lesen!
Deine Nele

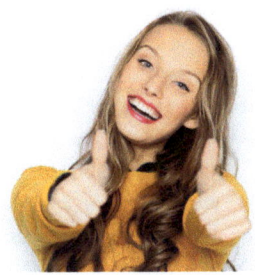

Abb. 1: Liebe Grüße

<u>Anmerkung</u>

An dieser Stelle möchte ich betonen, dass ich den Ratgeber völlig objektiv verfasst habe. Ich habe meine Aligner-Behandlung aus eigenen Mitteln finanziert und weder eine Ermäßigung noch ein Honorar von einem Aligner-Anbieter erhalten. Dieser Ratgeber soll lediglich als Informations- und Erfahrungsaustausch dienen.

Es ist nicht meine Absicht dich bei der Anbieterauswahl zu beeinflussen. Ich möchte dir lediglich die Informationen aus meiner Recherche weitergeben und dich damit auf deinem Weg zum perfekten Lächeln begleiten. Dieser Ratgeber hegt keinen Anspruch auf Vollständigkeit und soll keinen ärztlichen Rat ersetzen. In jedem Fall solltest du vor und auch während deiner Behandlung einen Facharzt zur medizinischen Betreuung hinzuziehen.

2. Welche Behandlungsmöglichkeiten gibt es?

Für die Korrektur deiner Zahnfehlstellung stehen dir im Wesentlichen drei verschiedene Behandlungsalternativen zur Auswahl.

Ich unterteile diese Alternativen in feste und lose Zahnspangen und fasse im Folgenden die wichtigsten Punkte für dich zusammen.

Feste Zahnspangen

Beginnen wir mit den festen Zahnspangen. Diese lassen sich, wie der Name schon sagt, nicht einfach wieder herausnehmen. Dies klingt zunächst unflexibel, bietet jedoch den Vorteil, dass dein Behandlungserfolg nicht von deiner Disziplin abhängt, wie häufig und lange du die Spange trägst – denn feste Spangen trägst du ja dauerhaft. Jetzt wirst du dir sagen „Ich bin diszipliniert und trage die Spange bestimmt immer!", aber ich erinnere dich gerne daran, wenn eine der fiesen Spangen an der Reihe ist, bei denen deine Zähne viel Druck erfahren und du es besonders in den jeweils ersten zwei Tagen vor Schmerzen kaum aushalten kannst. Denn in diesen Momenten würdest du deine Spange am liebsten sofort herausnehmen und ein paar Tage Pause machen wollen...

Die feste Zahnspange gibt es in zwei verschiedenen Ausführungen. Einmal als Außenspange und einmal als innenliegende und damit unsichtbare Zahnspange. Besonders für Erwachsene, die nicht möchten, dass ihr Umfeld von der Behandlung mitbekommt, können die innenliegenden Zahnspangen von Interesse sein. Allerdings bieten sie auch Nachteile, wie eine schwierigere Aussprache und ein aufwendigeres Einsetzen, womit wiederum deutlich höhere Kosten verbunden sind.

Bei festen Zahnspangen werden kleine Metall- oder Keramikhalterungen auf deine Zähne geklebt, an denen wiederum ein Draht befestigt ist, der für die Kraftübertragung auf die Zähne verantwortlich ist. Um die gewünschten Zahnbewegungen auszuführen, wird der

Draht regelmäßig ausgetauscht bzw. fester gezogen, um die Zähne in ihre Endposition zu bewegen.

Feste Außen-Zahnspangen gibt es sowohl als auffällige Variante mit Metalldraht und Metall-Brackets, als auch in einer unauffälligeren Variante mit Brackets aus Keramik und Drähte aus zahnfarbenen Material. Die Keramik-Brackets können überall da eingesetzt werden, wo auch Metall-Brackets helfen können und verhindern, dass man beim Lachen ein metallisches Glänzen sieht.

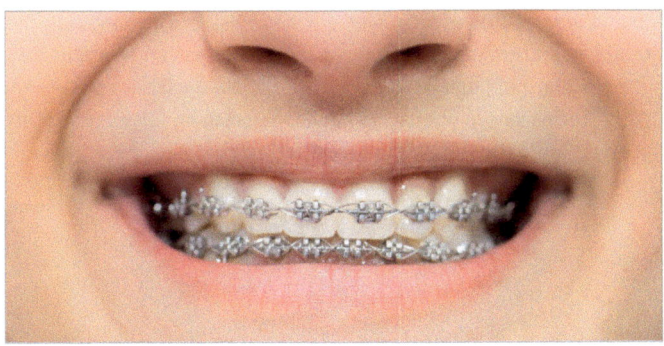

Abb. 2: Metall-Brackets

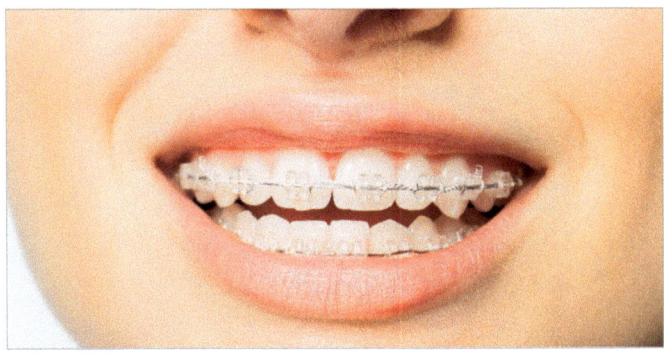

Abb. 3: Keramik-Brackets

Lose Zahnspangen: Transparente Kunststoff-Zahnschienen
Die dritte Variante sind die sogenannten transparenten Aligner-Schienen, für die ich mich entschieden habe und denen sich dieser Ratgeber widmen soll. Diese Behandlungsmethode ist überwiegend für kleinere und mittlere Zahnfehlstellungen anwendbar.

Als ich vor der Entscheidung für eine Behandlungsmethode stand, hatte die Unauffälligkeit der Spange für mich oberste Priorität. Ich verbinde mit einer Zahnspange eine eher peinliche Angelegenheit, weil ich aus dem Alter eines Jugendlichen raus bin. Aus diesem Grund war es mir wichtig hier auf eine diskrete Behandlungsmethode zu setzen, bei der ich nicht täglich von vielen Menschen auf meine Zahnspange angesprochen werde. Da mich die Vorteile von Kunststoff-Alignern überzeugt haben, gehe ich im folgenden Kapitel genauer auf diese Behandlungsmethode ein.

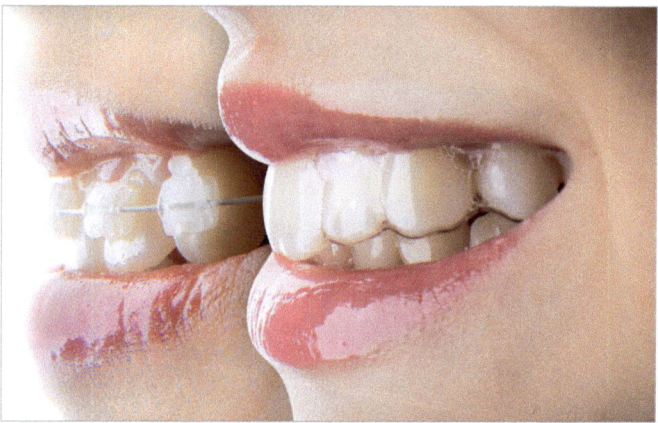

Abb. 4: Vergleich: Links Keramik-Brackets/ Rechts: Kunststoff-Aligner

3. Was ist eine Aligner-Therapie?

Die Aligner-Therapie ist eine kieferorthopädische Behandlungsmethode zur unsichtbaren Korrektur von leichten bis mittleren Zahnfehlstellungen. Diese Behandlungsmethode erfreut sich zunehmender Beliebtheit, weil dadurch auch im Erwachsenenalter Zahnfehlstellungen weitestgehend unbemerkt korrigiert werden können. Die dazu notwendigen transparenten Kunststoffschienen werden Aligner genannt, das aus dem englischen Verb „to align", deutsch für „ausrichten", abgeleitet wurde.

Durch die Aligner-Therapie kann ein sogenannter Lückenstand korrigiert werden, bei dem der Platz zwischen zwei Zähnen ungewollt groß ist (zum Beispiel wie bei mir an den Frontzähnen). Weitere Anwendungsgebiete der Aligner-Therapie sind Fälle, bei denen der Ober- und Unterkiefer nicht richtig zueinander ausgerichtet sind, wenn sich die Zähne des Oberkiefers zu stark über die des Unterkiefers überlappen (Tiefbiss) oder wenn die Zähne zu wenig Platz haben und sich dadurch verschoben haben (Engstand). Ebenso können ungewünschte Zahnrotationen und Zahnüberstellungen korrigiert werden.

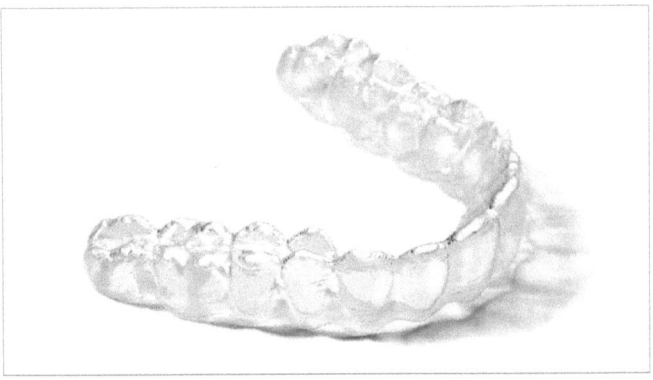

Abb. 5: Aligner-Schiene aus Kunststoff für den Unterkiefer

Für die Behandlung der Zahnfehlstellungen werden die zuvor individuell hergestellten Aligner nacheinander jeweils 7 - 14 Tage (meistens 14 Tage) getragen. Mit den Kunststoffschienen werden die Zähne durch die Ausübung von Druck jeweils um ca. 0,2 - 0,3 mm pro Schiene in die gewünschte Position bewegt. Die Dauer der Behandlung ist stark von der Zahnfehlstellung und vom gewünschten Behandlungsziel abhängig und bewegt sich zwischen 4 und 18 Monaten.

Je nach Zahnfehlstellung und Behandlungsplan sind gegebenenfalls kleine Verankerungspunkte notwendig, die auf die Zähne aufgeklebt werden. Diese sogenannten Attachments (engl. für „Anhang") unterstützen die Kunststoffspange darin, deine Zähne bei komplexen Fehlstellungen gezielter in die gewünschte Richtung zu bewegen. Sie bestehen aus zahnfarbenen Materialien und helfen der Spange die Druckkräfte noch besser auf den Zahn zu übertragen. Häufig werden Attachments im Unterkiefer an den Schneidezähnen verwendet. An diesen schmaleren Zähnen fehlt oft die Angriffsfläche für die Zahnschiene, so dass die Kraftübertragung auf die Zähne ohne Attachments zu gering wäre und nicht zum gewünschten Endergebnis führen würde.

Ebenso können kleine elastische Gummis bei der Behandlung zum Einsatz kommen, die in die Kunststoffschienen eingehängt werden und damit den Ober- und Unterkiefer verbinden. Ziel dieser zusätzlichen Behandlungsform ist es, Kieferfehlstellungen, wie zum Beispiel einen Oberbiss zu korrigieren.

4. Was spricht für und gegen Aligner?

Damit du nicht wie ich, tagelang im Internet recherchieren musst, liste ich dir im Folgenden die wesentlichsten Vor- und Nachteile der Aligner-Behandlung auf. Diese positiven und negativen Aspekte gelten allgemein für die Aligner-Therapie und sind unabhängig von den verschiedenen Anbietern für Aligner-Zahnspangen.

Vorteile der Aligner-Behandlung:

☑ Weitestgehend unsichtbar: ästhetisch unauffällige Therapie

☑ Hoher Tragekomfort mit geringen Beschwerden

☑ Geringerer Würgereiz als bei herkömmlichen Zahnspangen

☑ Herausnehmbar: praktisch für besondere Anlässe

☑ Bessere Zahnhygiene möglich

☑ Geringerer Reinigungsaufwand als feste Zahnspangen

☑ Keine Veränderung der Essensgewohnheiten notwendig

☑ Wenig Zeitaufwand beim Aligner-Anbieter/ Kieferorthopäden

☑ Keine Essensreste, die in den Brackets hängen bleiben

☑ Keine Druckstellen im Wangenbereich durch Brackets

☑ Keine Metallunverträglichkeiten möglich

☑ Positiver Nebeneffekt: Durch das häufige Putzen werden deine Zähne weißer

☑ Positiver Nebeneffekt: Durch den nervigen Aufwand des Herausnehmens der Aligner zum Essen nehmen viele Patienten während der Aligner-Therapie ab

Nachteile der Alignern-Behandlung:

☒ Gegebenenfalls lispelst du in den ersten Tagen

☒ Aufwändige Reinigung der Zähne und Spange notwendig, da es sonst zu Verfärbungen kommen kann

☒ Erfordert hohe Disziplin zum Tragen der Spange von mindestens 22 Std. pro Tag, da sich sonst die Behandlungsdauer verlängert oder es sich negativ auf das gewünschte Endergebnis auswirkt

☒ Durch das häufige Zähneputzen direkt nach dem Essen kann der Zahnschmelz „abgeputzt" werden

☒ Besonders schwere Zahnfehlstellungen können häufig nicht mit der Aligner-Methode behandelt werden (gegebenenfalls durch den Einsatz vieler Attachments)

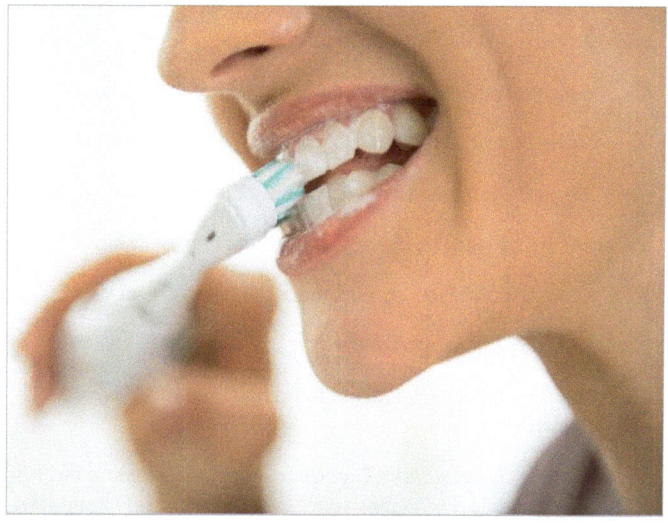

Abb. 6: Zähneputzen während der Aligner-Therapie

5. Welche Risiken gibt es bei der Behandlung?

Im Folgenden möchte ich dir von den wesentlichen Risiken berichten, die bei deiner Aligner-Behandlung bestehen. Auch hier nochmal der Hinweis von mir, dass diese Liste bestimmt nicht vollständig ist und man sie endlos weiterführen könnte. Ich möchte dich mit den folgenden Punkten lediglich darauf aufmerksam machen, dass bei der Aligner-Behandlung sehr wohl auch Risiken bestehen, die man ernst nehmen sollte. Wie bei jedem Medikament, gibt es auch bei Zahnspangen unerwünschte Nebenwirkungen, durch die die Zähne selbst oder der Zahnhalteapparat geschädigt werden können. Bitte informiere dich bei deinem Zahnarzt oder Kieferorthopäden umfangreich über mögliche Risiken, da diese auch sehr individuell von deinem Gebisszustand und deiner Zahnfehlstellung abhängen.

Zunächst einmal möchte ich die Zahnschmerzen während der Therapie anführen. Diese sind in meinen Augen wirklich nicht zu unterschätzen und führen bei dem ein oder anderen Patienten zu Kopfschmerzen und auch Nackenverspannungen. Darüber hinaus kann es durch die Schienen und den durch sie ausgeübten Druck zu erhöhten Schmerzempfindlichkeiten an den Zähnen selbst und am Zahnfleisch kommen.

Aufpassen solltest du, wenn du den einen oder anderen Zahn hast, der noch defekt ist (Karies, Schmerzempfindlichkeit etc.) oder vom Zahnarzt mittels Füllung, Wurzelbehandlung oder Krone behandelt wurde. Besonders bei Zahnersatz oder Implantaten kann die Aligner-Behandlung zu Problemen führen. Die Zahnbewegungen können im schlimmsten Fall einen Verlust des Zahnersatzes nach sich ziehen. Die Aligner-Anbieter übernehmen keine Haftung für diese Fälle. Du solltest dich also unbedingt vor und auch während der Behandlung regelmäßig von einem Zahnarzt oder Kieferorthopäden medizinisch betreuen lassen.

Die Aligner-Anbieter weisen zusätzlich darauf hin, dass es in seltenen Fällen zu Bisslageveränderungen oder einer Veränderung der Verzahnung kommen kann. Beispiele hierfür sind ein sogenannter offener Biss. Das bedeutet, dass die Frontzähne beim Zusammenbeißen nicht komplett aufeinandertreffen, sondern eine Lücke offen bleibt. Dies wiederrum kann einen negativen Einfluss auf die Kiefergelenksfunktion haben. Diese Risiken bestehen laut den Anbietern jedoch bei allen kieferorthopädischen Behandlungsverfahren.

Weitere Risiken können beispielsweise der Rückgang des Zahnfleisches und Knochens, Schmelzentkalkungen (Verfärbungen des Zahnschmelzes) oder auch Schädigungen an den Zahn-Wurzelspitzen (sogenannte Wurzelresorption) sein.

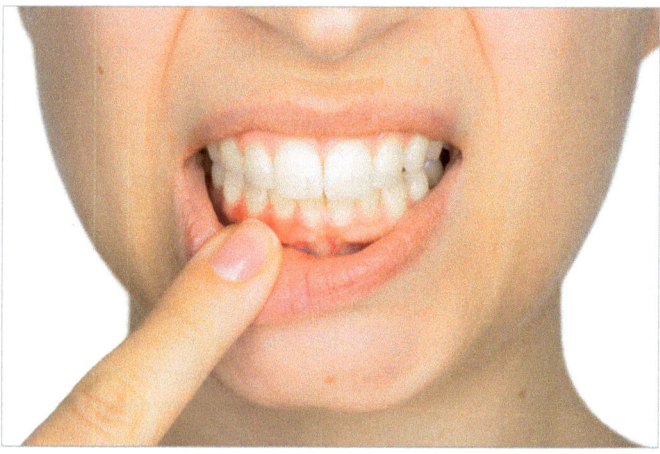

Abb. 7: Veränderungen am Zahnfleisch während der Aligner-Therapie

6. Welche Kritikpunkte zur Behandlung gibt es?

Ich möchte dir mit diesem Ratgeber einen Überblick über alle Seiten der Aligner-Behandlung geben. Aus diesem Grund will ich dir nicht die in den Medien angeführte Kritik zur Aligner-Behandlung verschweigen. Einer der Hauptkritikpunkte ist die mangelnde zahnärztliche Beteiligung während der Behandlung. Viele der Aligner-Anbieter haben sich in diesem Aspekt zwar deutlich verbessert, jedoch siehst du einen Arzt (wenn überhaupt) in den meisten Fällen nur bei deinem ersten Termin. Zwar lädst du bei einigen Anbietern regelmäßig Bilder von deinen Zähnen über eine App hoch, aber das kann eine zahnärztliche Befundung vor Ort natürlich nicht ersetzen.

Viele Anbieter bieten dir an, immer für Termine erreichbar zu sein, aber in der Realität finden solche Vor-Ort-Termine nur selten statt. Ich finde diesen Kritikpunkt berechtigt und rate dir, regelmäßig während der Behandlung einen Zahnarzt oder Kieferorthopäden aufzusuchen, um sicherzugehen, dass alles nach Plan verläuft. Schließlich geht es um deine Gesundheit und deine Zähne hast du nur einmal.

Bei einigen Anbietern bekommst du gar keine Person zu Gesicht. Alles Notwendige wird dir per Post zugeschickt und du wickelst die Bestellung anschließend online ab. Dazu erhältst du ein Do-it-yourself-Set für deinen Zahnabdruck, um diesen Abdruck zuhause selbst zu erstellen. Anschließend sendest du den Abdruck zurück und bekommst einige Tage später deinen Behandlungsplan per E-Mail. Wenn du diesen Behandlungsvorschlag bestätigst, werden dir die Aligner direkt nach Hause gesendet. Dieses Vorgehen klingt zunächst sehr einfach und komfortabel, ist meiner Meinung nach jedoch höchst bedenklich. Ein großer Kritikpunkt hier ist, dass der gesamte Behandlungsplan auf deinem von dir als Laien zuhause erstellten Zahnabdruck basiert. Da du für diesen Abdruck nicht geschult bist und zahnmedizinische Ausbildungen sich mit Zahnabdrücken wochenlang beschäftigen, ist aus meiner Sicht auch dieser Kritikpunkt berechtigt.

Bei manchen Zahnkorrekturen ist es notwendig, dass geringfügig Zahnschmelz zwischen den Zähnen reduziert werden muss. Dabei wird anhand einer Politur ca. 0,2 mm pro Zahn abgetragen, um die Zahnbewegungen möglich zu machen. Anderenfalls wäre nicht ausreichend Platz vorhanden, um die Zähne in die gewünschte Position zu drücken. Natürlich ist jegliche Manipulation an den Zähnen nicht gesund, jedoch soll es sich hier um eine schonende Methode handeln, um die gewünschte Behandlung zu ermöglichen, so die Aligner-Anbieter.

Bei mir an den Frontzähnen war zum Schließen der Lücke keine sogenannte Schmelzreduktion notwendig. Ich persönlich finde diesen Kritikpunkt zwar berechtigt, jedoch kann man die Kritik nicht zu lasten der Aligner-Therapie werten. Wer mit seiner Zahnstellung nicht zufrieden ist, muss sich fragen, ob er oder sie dafür bereit ist, diesen notwendigen Schritt durchführen zu lassen. Laut den bekannten Aligner-Herstellern in Deutschland sind mit dieser Methode, sofern sie korrekt angewendet wird, keine Folgeschäden zu erwarten.

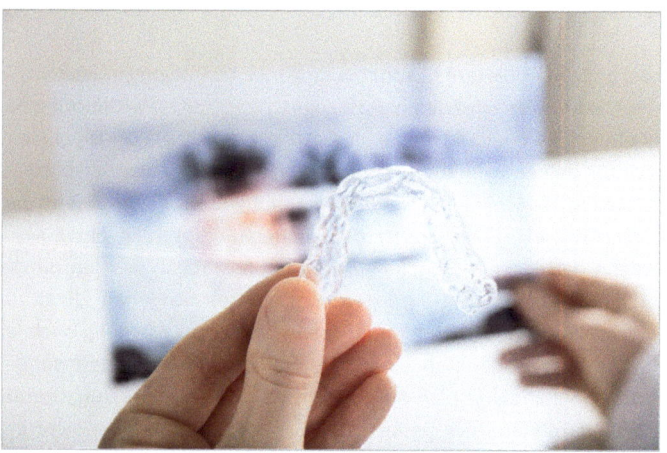

Abb. 8: Zahnärztliche Betreuung während der Aligner-Therapie

7. Sind meine Zähne für Aligner geeignet?

Die Behandlung mit Kunststoff-Alignern ist ab einem Alter von 11 Jahren möglich und eignet sich für viele Zahnfehlstellungen. Es muss sich schon um eine sehr komplizierte Fehlstellung handeln oder eine sehr ungesunde Zahnstruktur vorhanden sein, wenn die Aligner-Anbieter eine Behandlung ablehnen.

Ganz plump gesagt, steht das Geldverdienen bei den Aligner-Anbietern im Vordergrund und meiner Meinung nach drehen sie dir trotzdem eine Behandlung an. Ich habe bei drei verschiedenen Anbietern die Eignung meiner Zähne für die Aligner-Behandlung prüfen lassen. Dabei hat mich mein Zahnarzt in geheimer Mission begleitet, weil er sich ebenso für das Thema interessiert hat. Ich habe einen sehr schmerzempfindlichen Frontzahn, bei dem mein Zahnarzt einige Bedenken für die Aligner-Behandlung hatte. Alle Aligner-Anbieter meinten, dass es hier absolut gar keine Bedenken gäbe. Ich bin der Meinung, dass diese Reaktionen vieles darüber aussagen, ob sich die Anbieter eher über deine Gesundheit oder über das Geldverdienen Gedanken machen. Diesen Punkt solltest du sowohl bei deiner Entscheidung für einen Anbieter als auch später während der Behandlung im Hinterkopf behalten.

Aus diesem Grund möchte ich dir unbedingt ans Herz legen, dass du vor deiner Behandlung zu einem Zahnarzt oder Kieferorthopäden gehst und deine Zähne auf die medizinische Eignung für diese Behandlungsmethode prüfen lässt. Lass dafür auch unbedingt Röntgenbilder von Ober- und Unterkiefer machen, weil dies für die korrekte Beurteilung der Eignung deiner Zähne für die Aligner-Behandlung wichtig ist.

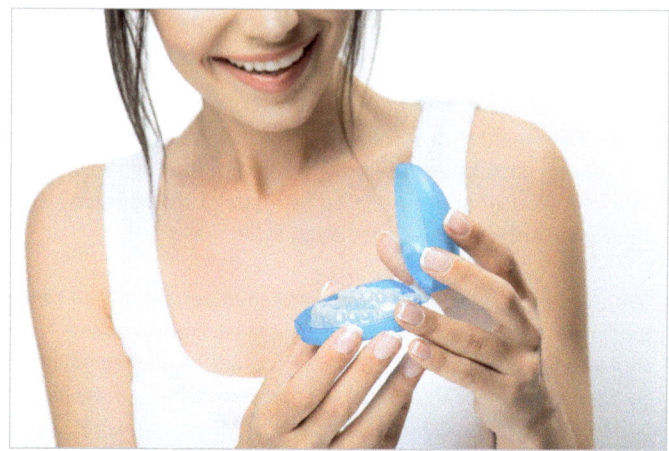

Abb. 9: Box zur Aufbewahrung der Aligner-Schiene während des Essens

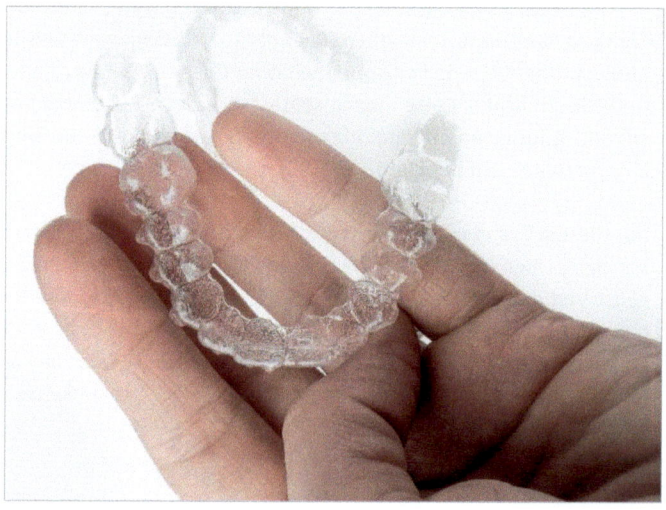

Abb. 10: Transparenz der Kunststoff-Aligner

8. Wie lange dauert die Aligner-Behandlung?

Die Dauer deiner Behandlung hängt stark von der Fehlstellung deiner Zähne und dem gewünschten Behandlungsergebnis ab. Je nach Behandlungsgrad kann die Therapie zwischen 4 und 18 Monate variieren. In wenigen Ausnahmefällen, sprich bei sehr starken Fehlstellungen, kann die Behandlungszeit auch über 1,5 Jahre hinausgehen.

Ich gebe dir einen Richtwert von meiner Behandlung, die eine der häufigsten Zahnkorrekturen ist: Ich habe eine kleine Zahnlücke zwischen meinen beiden Frontzähnen im Oberkiefer und meine Behandlung dauerte vier Monate (alle 2 Wochen eine von insgesamt 8 Schienen). Gegebenenfalls schließt sich nach der letzten Aligner-Schiene eine Refinement-Phase an. Dazu wird am Ende der 4 Monate ein Zwischenbefund erstellt und geprüft, wie das Endergebnis noch optimiert werden kann. Hier kann es sein, dass du beispielsweise nochmal 10 neue Optimierungsschienen erhältst, die du genauso wie deine normalen Aligner-Schienen tragen musst. Bei mir war keine Refinement-Phase notwendig, weil das Behandlungsergebnis bereits nach 8 Schienen zufriedenstellend erreicht wurde. Ich rate dir bei deinem Anbieter zu prüfen, ob die Refinement-Phase mit in dem Angebot enthalten ist, denn nicht immer ist dies der Fall und verursacht überraschende Mehrkosten.

An die Aligner-Behandlungszeit schließt sich eine Retentionsphase an, mit der das Behandlungsergebnis gefestigt wird. Bei mir wurde eine 4-wöchige Retentionsphase durchgeführt, so dass ich auf eine gesamte Behandlungsdauer von 5 Monaten kam. Das ist für diese kleine Zahnlücke schon eine beachtliche Zeit und man kann sich vorstellen, dass für kompliziertere Korrekturen weitaus mehr Schienen notwendig sind. Solltest du am Ende der Behandlung nicht mit dem Endergebnis zufrieden sein, bieten die meisten bekannten Anbieter eine kostenfreie Nachbehandlung an.

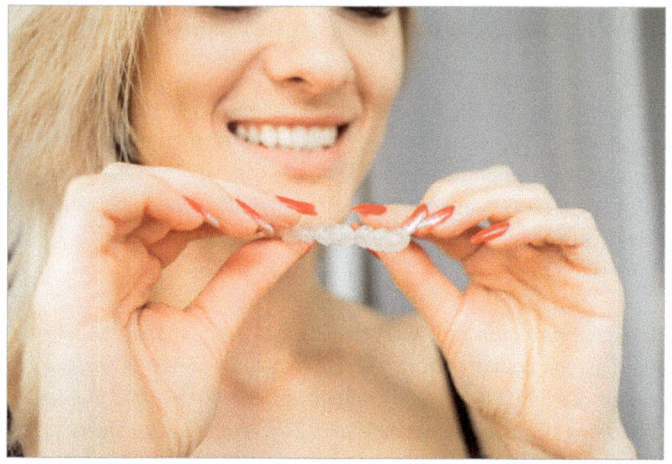

Abb. 11: Einfache Handhabung während der Aligner-Therapie

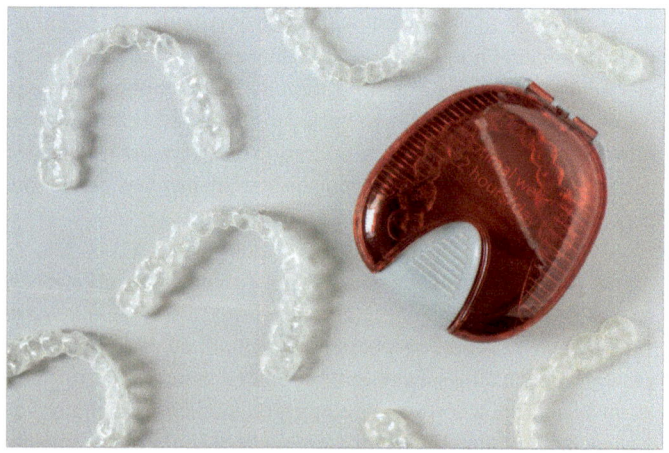

Abb. 12: In den meisten Fällen werden alle 2 Wochen neue Aligner eingesetzt

9. Was kostet die Aligner-Behandlung?

Die Kosten der Behandlung mit Alignern hängen stark von der Komplexität und der Dauer der Behandlung ab. Lässt du Ober- und Unterkiefer gleichzeitig korrigieren, sind die Kosten natürlich höher als bei nur einem Kiefer. Dies ist jedoch wiederum günstiger, als wenn du einen Kiefer nach dem anderen behandeln lässt. Davon ist sowieso eher abzuraten, da in den meisten Fällen eine gleichzeitige Behandlung beider Kiefer zu einem besseren Behandlungsergebnis führt.

Meine einfache Aligner-Behandlung hat 1.800 € gekostet und befand sich damit eher in einem niedrigen Preissegment. Ich habe einen Rabattcode aus dem Internet angewendet, der die 1.800 € auf 1.450 € reduziert hat. Mehr zum Thema Rabattcode findest du im Kapitel 21 unter >>Tipps und Tricks<<.

Die Anbieter haben gestaffelte Preise je nach Schweregrad der Zahnfehlstellung. Diese Staffelungen fangen beispielsweise bei 1.800 € für eine leichte Fehlstellung in einem Kiefer an. Für mittlere Behandlungen, zum Beispiel bei leichten Fehlstellungen in beiden Kiefern zahlst du ca. 2.500 €. Bei mittleren Fehlstellungen in beiden Kiefern bewegst du dich bei ca. 3.500 € und bei schwereren Fehlstellungen und komplexen Behandlungen zahlst du schnell mehr als 4.500 €. Es gibt jedoch auch Anbieter, die diese Preise noch deutlich übersteigen und bis zu 7.000 € verlangen.

Ich empfehle dir, dass du die Preise der verschiedenen Anbieter vergleichst. Ich habe recherchiert, dass die gleichen Kunststoffschienen vom selben Hersteller bei verschiedenen Anbietern schnell mal einige 100€ bis 1.000 € Preisunterschied ausmachen können.

Von 1.800 € bis 4.500 € und mehr: wie du siehst sind die Preisspannen sehr groß. Als Richtwert kann ich dir sagen, dass du bei einer einzigen Zahnlücke, also bei sehr geringen Zahnbewegungen, eher bei Kosten in Höhe von ca. 2.000 € liegst. Wenn du mehrere Lücken oder sogar eine Verdrehung eines Zahnes korrigieren möchtest, liegst du wahrscheinlich eher bei 3.000 €. Komplexere Fälle im Ober- und Unterkiefer gehen sehr schnell in die Richtung von 4.000 €.

In der Regel kommen die gesetzlichen Krankenkassen nur für kieferorthopädische Behandlungen bis zum 18. Lebensjahr auf. Ausnahmen sind nur so starke Fehlstellungen, dass ein kieferchirurgischer Eingriff vorgenommen werden müsste. Das bedeutet, dass du alles was über den Leistungskatalog der gesetzlichen Krankenkasse hinausgeht, selbst bezahlen musst. Leider sind in den meisten Leistungskatalogen der gesetzlichen Krankenkassen nur die Standardbehandlungen enthalten und keine moderneren Techniken, wie die durchsichtigen Kunststoffzahnspangen. Als Privatversicherter kannst du meistens mit mehr Leistungen als bei einer gesetzlichen Krankenkasse rechnen, jedoch kannst du dich in den meisten Fällen bei kleinen und mittleren Zahnfehlstellungen auch darauf einstellen, dass du die Behandlung allein finanzieren musst.

Ich empfehle dir die Kostenaufstellung noch vor dem Behandlungsbeginn bei deiner Krankenversicherung einzureichen, um zu erfragen, ob zumindest anteilig eine Kostenübernahme möglich ist. Wenn überhaupt, hängt die Höhe des Erstattungsumfangs natürlich von deinem Versicherungstarif und von den gegebenenfalls abgeschlossenen Zusatzleistungen bei deiner Krankenkasse ab. Aber der Versuch sich die Kosten zumindest anteilig erstatten zu lassen kann ja nicht schaden.

Vielleicht ist es für dich interessant, dass eine kieferorthopädische Behandlung als eine außergewöhnliche Belastung steuerlich relevant bei der Einkommenssteuererklärung berücksichtigt werden kann. Durch die Überschreitung des Freibetrages kannst du auf diese Weise die Kosten steuerlich geltend machen.

Damit du ein paar Eindrücke über mögliche Kosten bekommst, habe ich dir im Folgenden einige Beispiele aufgeführt:

Fall A
Behandlungsdauer von 6 Monaten mit 8 Schienen im Oberkiefer: 1.900 €

Fall B
Behandlungsdauer von 10 Monaten mit 18 Schienen im Oberkiefer und 20 Schienen im Unterkiefer: 3.000 €

Fall C
Behandlungsdauer von 8 Monaten mit 16 Schienen im Unterkiefer: 2.500 €

Fall D
Behandlungsdauer von 7 Monaten mit 14 Schienen im Oberkiefer: 1.800 €

Fall E
Behandlungsdauer von insgesamt 18 Monaten mit 30 Schienen im Oberkiefer und 35 Schienen im Unterkiefer: 6.500 €

Fall F
Behandlungsdauer von 4 Monaten mit 7 Schienen im Oberkiefer: 2.100 €

Wie du anhand dieser Beispiele erkennen kannst, kann man Behandlungen anhand des Schweregrades in die drei Kostenbereiche gering, mittel und groß einteilen, jedoch variieren die Kosten sehr stark je nach Anbieter. Aus diesem Grund empfiehlt es sich auf jeden Fall mehrere Angebote einzuholen und die Kosten zu vergleichen.

Bei einigen Anbietern hast du die Möglichkeit die Kosten in Raten abzubezahlen. Bei meinem Anbieter hatte ich neben der Einmalzahlung die Möglichkeit in 12 oder in 48 Monatsraten zu zahlen. Bei der Zahlung innerhalb eines Jahres hatte ich die Möglichkeit die Kosten mit 0% effektivem Jahreszins und bei dem 4-Jahresplan mit einem effektivem Jahreszins von 14% zu finanzieren. Letzteres war mir zu kostenintensiv, so dass ich mich für die Finanzierung in Form von 12 Monatsraten entschieden habe.

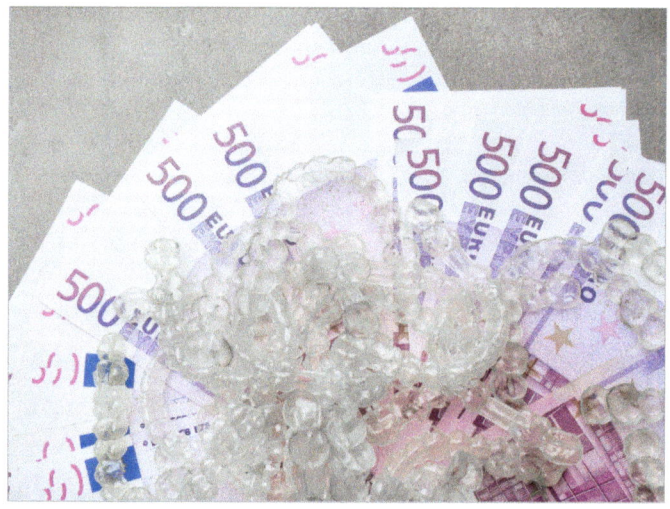

Abb. 13: Die meisten Patienten bereuen die hohen Kosten der Aligner-Therapie nicht

10. Werde ich die Behandlung durchziehen?

Diese Frage habe ich mir gestellt, als ich meine Recherche beendet hatte und genau wusste, was an Kosten, Aufwand, Schmerzen, aber auch an Freude über das Endergebnis auf mich zukommen würde. Dann kamen Fragen auf, wie „Ist das Endergebnis diesen Weg wirklich wert?" und „Bist du dir sicher, dass du das auch wirklich durchhältst?", denn die Kosten sind nicht unerheblich und ich wollte mir bei meiner Entscheidung ganz sicher sein, damit ich die Behandlung nicht später doch noch abbreche.

Aber für mich stand die Entscheidung schnell fest. Für mich war es den Aufwand und die Strapazen definitiv wert. Zu sehr habe ich mich auf das perfekte Lächeln gefreut, das ich mir so sehr gewünscht habe. Auch wenn meine Eltern Sorgen hatten und viele Freunde meinten, die Zahnlücke sei nicht so schlimm: Ich war der festen Überzeugung, dass ich das durchziehen will und bin heute sehr froh, dass ich diese Entscheidung getroffen habe.

Ich empfehle dir mit deinen engsten Freunden über deine Entscheidung zu sprechen. Deine Eltern sind wahrscheinlich eher sicherheitsorientiert und entferntere Bekannte sind vielleicht eher neidisch auf dich und raten dir davon ab. Bei deinen besten Freunden kannst du dir sicher sein, dass sie sich in dich hineinversetzen und dir bei deiner Entscheidung objektiv helfen können.

11. Welchen Aligner-Anbieter soll ich nehmen?

Aufgrund der stark wachsenden Nachfrage dieser Behandlungsmethode gibt es mittlerweile zahlreiche Anbieter auf dem Markt: Invisalign, Dr. Smile, Smilike, Ilovemysmile, SunshineSmile, SmileMeUp, Besmile, usw. um nur einige von ihnen zu nennen. Diese Aufzählung ist nicht vollständig und soll dir nur einen Überblick über die Vielzahl der Anbieter geben. Auch die Reihenfolge der Anbieter ist willkürlich gewählt. Da dieser Ratgeber unabhängig sein soll, möchte ich hier keine Empfehlung für einen konkreten Anbieter aussprechen. Dennoch möchte ich dir einige Tipps für die Auswahl des richtigen Anbieters geben, damit du von meinen Erfahrungen und von den umfangreichen Erfahrungen vieler anderer profitieren kannst.

Ich rate dir von den Do-it-yourself-Behandlungsmethoden ab, bei denen du ein Abdruckset nach Hause geschickt bekommst, um deine Zähne selbst mit Hilfe eines Abdrucklöffels zu modellieren. Dazu erhältst du eine 20-seitige Anleitung, die einem beim Durchblättern schon schwindelig werden lässt. Von dieser Vorgehensweise habe ich Abstand genommen, weil ich bei meiner Recherche herausgefunden habe, dass das Behandlungsergebnis, also dein perfektes Lächeln, sehr stark von diesem Abdruck des Ausgangsstadiums deiner Zähne abhängt. Und da das Fertigen des eigenen Zahnabdruckes -auch wegen des Würgreflexes- nicht so einfach ist, habe ich mich gegen die Hersteller mit dieser Vorgehensweise entschieden.

Stattdessen habe ich einen der größten Anbieter in Deutschland ausgewählt, bei dem eine Befundung mittels 3D-Scanner stattfindet und ich wenige Tage später die Animation der Aligner-Behandlung und damit auch das angestrebte Endergebnis sehen kann. Insgesamt bin ich sehr zufrieden mit der Vorgehensweise und dem Endergebnis. Ich fühlte mich professionell behandelt und hatte zu keinem Zeitpunkt ein ungutes Gefühl.

Bei deiner Entscheidung solltest du mehrere Dinge berücksichtigen: Natürlich sind die Kosten auch ein wesentlicher Faktor. Allerdings solltest du auch ein gutes Gefühl bei dem Anbieter haben, schließlich sind es deine Zähne und die hast du nur einmal in deinem Leben.

Wenn du dich zu schnell abgefertigt fühlst, man nicht auf deine Fragen eingeht oder dir irgendetwas komisch vorkommt, rate ich dir dazu zum nächsten Anbieter zu gehen. Dafür gibt es genug Auswahl an Anbietern auf dem Markt. Also renne nicht gleich zum nächstbesten Anbieter oder Aligner-anbietendem Zahnarzt, sondern investiere Zeit in die Recherche und den Anbietervergleich.

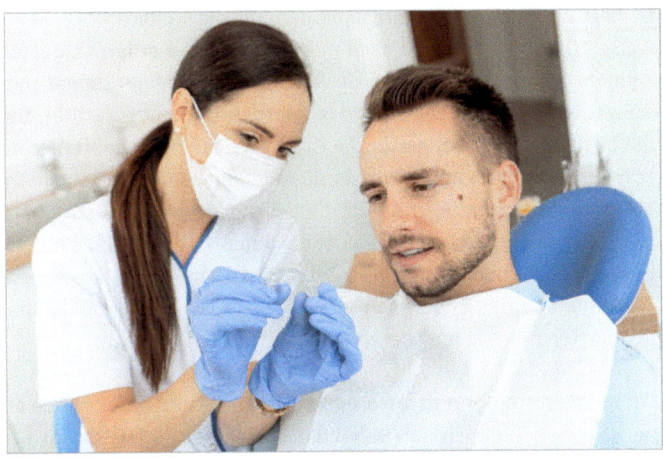

Abb. 14: Professionelle Beratung bei einem Aligner-Anbieter

12. Wie läuft die Aligner-Bestellung ab?

Je nach Anbieter verläuft der Prozess der Aligner-Behandlung von dem Auftaktgespräch bis hin zum Endergebnis unterschiedlich ab. Ich hatte ein Auftaktgespräch, bei dem meine Zähne anhand eines 3D-Scanners mit vielen tausend Bildern von allen Seiten abfotografiert wurden. Dieses Scannen war schmerzlos und für mich auch nicht sonderlich unangenehm. Am Ende des 5-minütigen Scannens kannst du dein komplettes Gebiss dreidimensional animiert an einem Bildschirm sehen.

Es folgt ein Beratungsgespräch, in dem dir die weitere Vorgehensweise erklärt wird und du nach möglichen Beschwerden an deinen Zähnen befragt wirst. Wenn du Röntgenbilder deiner Zähne mitbringst, was ich dir sehr empfehle, werden diese begutachtet, um die Eignung deiner Zähne für die Aligner-Behandlung beurteilen zu können. Anschließend sprecht ihr über deinen Behandlungswunsch, also welche Korrekturen du mit der Aligner-Therapie durchführen möchtest. Dieser Auftakttermin ist bei den meisten Anbietern noch unverbindlich und kostenfrei. Bei einigen Anbietern kostet die 3D-Animation des Endergebnisses ca. 150 €, wird aber später mit den Kosten der Aligner-Therapie verrechnet.

Bei mir dauerte der Auftakttermin eine Stunde und bereits nach einer Woche erhielt ich den Behandlungsplan per E-Mail. Dieser Behandlungsvorschlag zeigt dir anhand einer 3D-Animation wie deine Zähne nach der Aligner-Behandlung im Endergebnis aussehen werden. Mit Hilfe eines Rechenverfahrens werden die Bewegungen deiner Zähne hin zum gewünschten Endergebnis berechnet und dieses visuell in einem 3D-Model dargestellt. Anhand dieser Modellkalkulation wird auch die Behandlungsdauer deiner Aligner-Behandlung und damit die notwendige Anzahl der Aligner-Schienen bestimmt.

Bei manchen Anbietern kannst du anhand des 3D-Modells auch die schrittweise Entwicklung deiner Zahnbewegungen von Schiene zu Schiene erkennen. Bei der 3D-Animation kannst du dein Gebiss mit der Maus drehen und so von allen Perspektiven nachvollziehen, welche Bewegungen deine Zähne machen werden. Du kannst dabei beispielsweise auf „Vorher" oder „Nachher" klicken, um zu vergleichen, wie sich das Gesamtbild deiner Zähne durch die Behandlung verändern wird. Ebenso hast du beispielsweise auch die Möglichkeit dir nur einen Kiefer anzeigen zu lassen. Ich fand diese Animation sehr beeindruckend und fühlte mich in meiner Entscheidung, meine Zahnlücke korrigieren zu lassen, bestätigt.

Wenn du mit dem vorgeschlagenen Behandlungsplan und den daraus resultierenden Kosten einverstanden bist, bestätigst du diesen durch einen Klick in der E-Mail und gibst damit die Fertigung deiner individuellen Schienen in Auftrag. Ungefähr 4 - 6 Wochen später erhältst du dann deine Schienen per Post nach Hause.

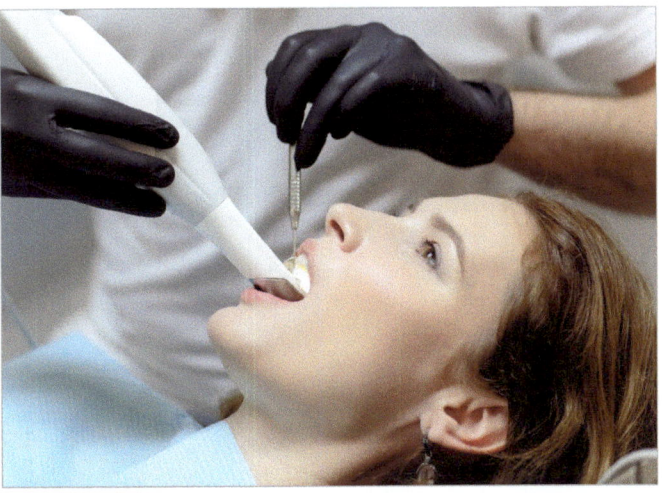

Abb. 15: 3D-Scan der Zähne

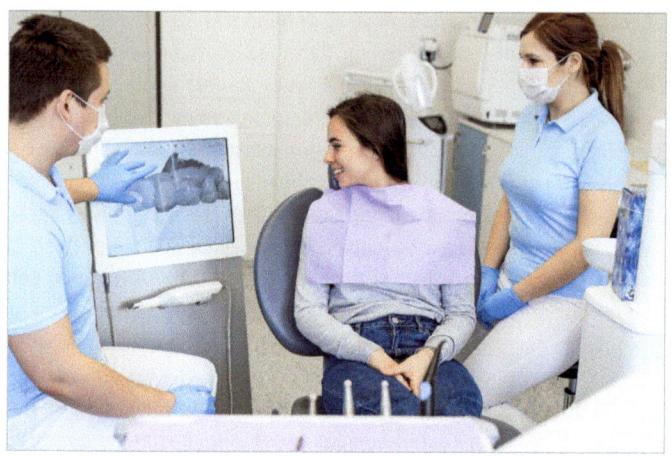

Abb. 16: Erläuterung des 3D-Modells am Bildschirm

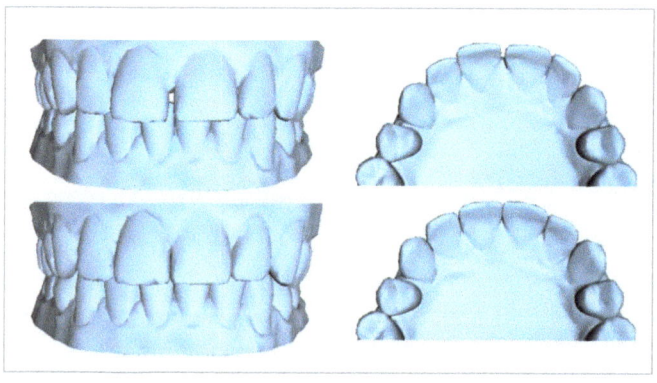

Abb. 17: Beispiel der Vorher-/Nachher-3D-Animation der Zähne

13. Wie verläuft die Aligner-Therapie?

Bereits 4 Wochen nach dem Bestätigen des Behandlungsplanes war es dann soweit: Das Paket sollte heute zu mir nach Hause geliefert werden. Ich konnte es nicht abwarten und fing den Postboten in der Straße ab, um mein Paket so schnell es geht in den Händen zu halten. In dem Paket waren die Aligner, einzeln verpackt und mit Nummern beschriftet, so dass keine Verwechslungsgefahr besteht. Wenn du Schienen für den Ober- und Unterkiefer („OK"/„UK") bekommst, ist dies ebenso kenntlich gemacht.

Von nun an hieß es die Schienen täglich möglichst lange zu tragen, mindestens aber 22 Stunden am Tag. Nur zum Essen und Trinken (außer Mineralwasser) soll man die Schiene herausnehmen. Nach jedem Essen soll man die Zähne und die Schiene sorgfältig reinigen, um Karies und Verfärbungen an den Schienen zu vermeiden. Einmal wöchentlich sollte ich Bilder von meinen Zähnen machen und diese in eine App des Anbieters hochladen. Dabei musste ich einige Fragen beantworten, wie zum Beispiel, ob ich Schmerzen habe oder ob die Schienen gut auf meine Zähne passen. Das regelmäßige Hochladen der Fotos und Beantworten der Fragen ist wichtig für die Garantie. Anderenfalls wird der Hersteller dir nicht garantieren, dass du erfolgreich zum gewünschten Behandlungsergebnis kommst und gegebenenfalls keine kostenfreie Nachbehandlung übernehmen.

Für mich war das Tragen der Aligner zunächst sehr ungewohnt. Besonders in den ersten Tagen drückte jede Schiene sehr stark und ich mochte sie nur ungern herausnehmen, weil das Entfernen und Wiedereinsetzen der Schienen mit starken Schmerzen verbunden war. Mit der Zeit verging dieser Schmerz jedoch und ich gewöhnte mich mehr und mehr an die Spange. Etwas nervig ist das ständige Putzen der Zähne und Spange. Ich fühlte mich schon ein wenig eingeschränkt, wenn ich mit Freunden etwas essen ging und dann kurz auf die Toilette verschwinden musste, um die Spange herauszunehmen.

Am Tisch geht das nämlich nicht so einfach, weil es meistens nicht sehr hygienisch für andere Personen ist. Auf der Toilette wird man dann häufig komisch angeschaut, denn wer putzt sofort nach dem Essen im Restaurant oder nach einem Brötchen vom Kiosk die Zähne? Jetzt weißt du es: Jeder, der Aligner trägt ;-) Aber glaube mir, an diese komischen Blicke gewöhnt man sich schnell.

An Tagen, an denen man öfter als sonst etwas trinkt oder isst, habe ich auch schon mal eine Ausnahme gemacht und die Spange nur kurz herausgenommen ohne anschließend die Zähne zu putzen. Dann habe ich kurz nach dem Essen mit Leitungswasser den Mund gründlich ausgespült oder ein zuckerfreies Kaugummi gekaut (ohne eingesetzte Aligner) und damit ist das Nötigste getan. Das gute ist, dass die Spange spätestens alle 2 Wochen gegen eine neue Spange eingetauscht wird, die keinerlei Verfärbungen hat und wieder komplett transparent und damit unsichtbar ist.

Wie du siehst, ist mit dem Tragen der Aligner etwas Organisationsaufwand verbunden. So habe ich ständig Einmalzahnbürsten, Zahnseide, die Aufbewahrungsbox und zuckerfreie Kaugummies bei mir. Und das ständige Herausnehmen und Wiedereinsetzen der Spange nervt auch. Aber alles in allem ist es ein verträglicher Mehraufwand, denn wie heißt es so schön: wer schön sein will, muss leiden.

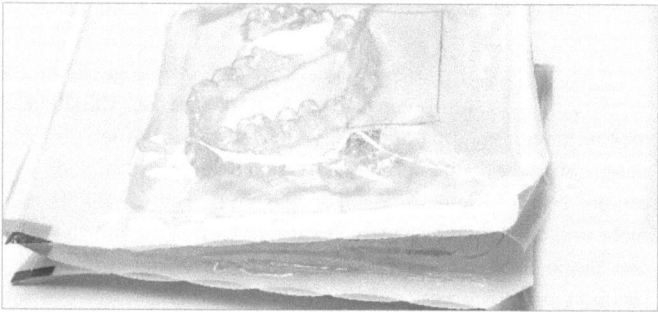

Abb. 18: Aligner-Verpackung

14. Wird man sehen, dass ich Aligner trage?

Natürlich ist es für die Anbieter sehr interessant, damit zu werben, dass die Aligner absolut unsichtbar sind. Deswegen war ich zu Beginn auch sehr skeptisch, ob man die Schienen in meinem Mund nicht sofort erkennen würde.

Als ich meine erste Schiene eingesetzt habe, kam der Moment der Wahrheit. Ich war wirklich positiv überrascht, wie wenig man die Schienen auf meinen Zähnen erkennen konnte. Die Aligner passen perfekt auf die Zähne und bilden somit eine durchsichtige Schicht auf den Zähnen. Durch die Schiene glänzen die Zähne zwar etwas mehr, aber bei einem Abstand von mehr als einem Meter kann man nicht erkennen, dass ich Aligner trage. In den folgenden Wochen habe ich es dann an meinen Freunden getestet: obwohl viele von ihnen von meinem Vorhaben der Aligner-Behandlung wussten, ist ihnen nicht aufgefallen, dass ich bereits Aligner trage. Es ist ihnen weder beim Sprechen noch auf meinen Zähnen aufgefallen. Das hat mich total gefreut und ich fühlte mich noch sicherer, die Aligner im Berufs- und Privatleben dauerhaft zu tragen.

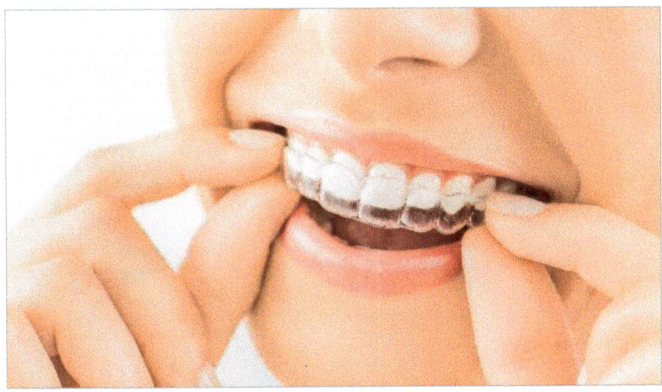

Abb. 19: Transparenz der Aligner-Schienen

15. Werde ich durch die Aligner-Schiene lispeln?

Als Nachteil von transparenten Kunststoffschienen wird häufig das anfängliche Lispeln durch die Schiene als Fremdkörper im Mund aufgeführt. Durch die Dicke der Aligner von ca. 0,5 mm muss sich die Zunge anpassen und eine neue Position beim Sprechen finden, so dass es zu Problemen bei der Aussprache von Wörtern mit „s", „ch" und „sch" kommen kann.

Bei meiner Recherche habe ich herausgefunden, dass in der Tat viele Patienten besonders in den ersten Tagen der Aligner-Therapie leicht lispeln. Nichtsdestotrotz hat sich das Lispeln bei den meisten Patienten bereits nach den ersten Tagen deutlich verbessert. Die Zunge ist ein Muskel und gewöhnt sich schnell an die neue Umgebung.

Ich habe mir für den Beginn meiner Aligner-Behandlung extra 2 Wochen Urlaub genommen, weil ich Sorge vor dem Lispeln hatte und das Sprechen mit der Spange zunächst zuhause üben wollte. Diese Angst war unberechtigt, da weder ich noch mein Umfeld eine Veränderung in meiner Aussprache bemerken konnte.

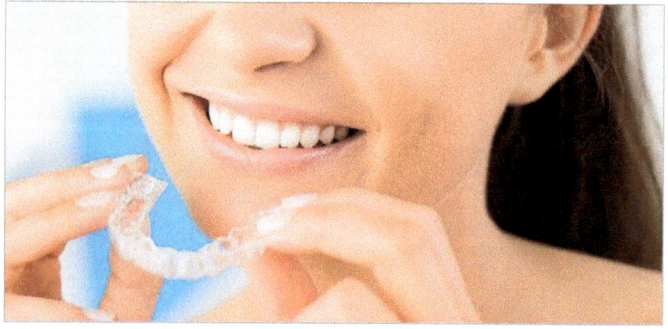

Abb. 20: Perfektes Lächeln nach der Aligner-Therapie

16. Welche Beschwerden kommen auf mich zu?

Das Tragen der durchsichtigen Kunststoffschienen ist während der gesamten Behandlung immer wieder mit Schmerzen verbunden. Grund dafür ist, dass die gewollten Zahnbewegungen durch Druck über die Kunststoffschienen erreicht werden. Es gibt hierzu einige Horrorvideos auf Youtube. Lass dich davon aber bitte nicht zu sehr negativ beeinflussen, denn nicht jeder verspürt während der Behandlung derartige Schmerzen. Ich möchte aber auch nicht verschweigen, dass du Schmerzen haben wirst. Besonders beim Einsetzen der jeweils neuen Schiene und den 2 - 3 Tagen danach wirst du stärkere Druckschmerzen und auch eine höhere Schmerzempfindlichkeit deiner Zähne verspüren. Der Schmerz fühlt sich in etwa so an, als wenn deine Zähne weh tun, weil sie sehr stark Zugluft abbekommen haben. Das heißt, sie dröhnen dauerhaft und sind beim Kauen schmerzempfindlich.

Sollten deine Zähne zu stark schmerzen, überempfindlich sein oder sollte sich auch sonst irgendetwas an deinen Zähnen, deinem Zahnfleisch oder deiner Mundhöhle auffällig verändern, dann solltest du dringend einen Zahnarzt oder Kieferorthopäden aufsuchen. Es ist auch normal, dass du besonders in der Anfangszeit bei jedem Herausnehmen einen Entlastungsschmerz und beim Hereinsetzen einen Druckschmerz verspürst, da deine Zähne während der gesamten Behandlungsdauer schmerzempfindlich sind.

Wackelgefühl

Eine weitere Beschwerde ist, dass sich die Zähne während der Behandlung oft locker anfühlen, obwohl sie es nicht sind. Dieses Gefühl entsteht, weil deine Zähne während der Behandlung dauerhaftem Druck ausgesetzt sind. Das Gefühl der vermehrten Beweglichkeit deiner Zähne wird spätestens in der Retainerphase verschwinden, also lass dich davon nicht verunsichern. Solltest du ein für dein persönliches Empfinden zu starkes Wackeln der Zähne verspüren, suche sicherheitshalber einen Zahnarzt oder Kieferorthopäden auf.

Erhöhte Speichelproduktion

Durch den Fremdkörper in deinem Mund wirst du besonders in den ersten Tagen einen vermehrten Speichelfluss haben, weil deine Speicheldrüsen stetig stimuliert werden. Mach dir keine Sorgen deswegen – das wird sich schon bald wieder normalisieren. Es kann aber auch durchaus sein, dass du beim Sprechen besonders in der Anfangszeit ab und an mal spuckst. Das ist etwas unangenehm, bessert sich aber mit der Zeit.

Veränderte Verzahnung

Die meisten Patienten verspüren auch eine Veränderung in der Passung des Ober- und Unterkiefers. Das bedeutet, dass sich mit jedem neuen Aligner die Kontakte (Okklusion) deiner Zähne verändern, was sich zunächst sehr ungewohnt anfühlt. Diese Beschwerden werden sich jedoch zum Ende der Behandlung bessern. Wenn dies nicht der Fall sein wird, ist auch das wieder ein Grund einen Zahnarzt oder Kieferorthopäden aufzusuchen.

Dicke und raue Lippen

Durch die eingesetzten Aligner wirken deine Lippen etwas dicker. Dieser Effekt wird bei Attachments nochmal verstärkt. Für so manche Frau mag das ein angenehmer Nebeneffekt sein. Etwas unangenehmer ist allerdings, dass sich deine Lippen und auch deine Mundhöhle trocken und dadurch mit der Zeit auch rau anfühlen.

17. Wie kriege ich die Aligner rein und raus?

Die Aligner die ersten Male einzusetzen und herauszunehmen ist noch sehr ungewohnt. Solltest du Aligner für den Oberkiefer und Unterkiefer besitzen, ist es egal, welche du zuerst einsetzt oder herausnimmst. Zum Einsetzen der Aligner, die du zuvor frisch gereinigt hast, setzt du die Schiene über deine Frontzähne und schiebst dann die Schiene weiter hinten im Mund gleichzeitig auf die rechten und linken Backenzähne, bis die Schiene fest auf deinen Zähnen sitzt. Bitte vermeide es die Schiene durch Zusammenbeißen in die richtige Position zu drücken, da der Kunststoff oder auch deine Attachments (sofern du welche hast) beschädigt werden können. Es gibt sogenannte Aligner-Chewies, kleine Schaumstoffzylinder, die dir beim Einsetzen der Aligner helfen. Sie werden meistens mit deinen Alignern geliefert und du kaust auf ihnen wie auf einem Kaugummi herum, damit die Schiene deine Zähne komplett umschießt.

Um die Aligner herauszunehmen ziehst du sie vorsichtig und gleichmäßig mit den Fingerspitzen von den Zähnen. Beginne dazu zuerst bei den hinteren Zähnen und arbeite dich gleichmäßig nach vorne. Auf keinen Fall solltest du scharfkantige Hilfsmittel zum Herausnehmen der Aligner verwenden, weil diese deinen Zähnen, deinem Zahnfleisch und der Spange schaden können. Du wirst sehen, dass du von Mal zu Mal mehr Übung beim Einsetzen und Herausnehmen der Aligner bekommst und es dir immer leichter fallen wird, die Zahnspange mal eben zum Essen herauszunehmen.

18. Wie reinige ich die Aligner?

Es ist wichtig, dass du während der Aligner-Behandlung ausreichend Mundhygiene betreibst, um Karies und Zahnfleischentzündungen zu vermeiden. Dies ist besonders wichtig, weil durch das Tragen der Aligner die Selbstreinigung der Zähne reduziert wird.

Zur Mundhygiene gehört während deiner Behandlung natürlich auch, dass du deine Aligner regelmäßig reinigst. Denke daran, dir vor dem Herausnehmen und dem Wiedereinsetzen der Aligner gründlich die Hände zu waschen. Da du zu jedem Essen und Trinken (außer Wasser) deine Aligner herausnimmst, gibt dir das die Möglichkeit die Schiene kurz einmal mit Wasser überzuspülen. Das wirst du sowieso wollen, da du beim Herausnehmen meistens Speichelfäden mit der Zahnschiene aus deinem Mund ziehst. Und es ist nicht sehr appetitlich sich später eine ungewaschene Spange wieder in den Mund zu stecken. Zu dem riecht die Spange nach ein paar Tagen auch leicht unangenehm, so dass regelmäßiges Reinigen hilfreich ist.

Im Internet kursiert der Tipp die Aligner mit einer weichen Zahnbürste und Zahnpasta zu reinigen. Davon rate ich dir jedoch ab, da Zahnpasta kleinste Schleifpartikel enthält, die deine Aligner stumpf aussehen lassen können. Ebenso solltest du keine Mundspülung verwenden, weil diese die Aligner verfärben kann.

Um Verfärbungen deiner Aligner zu reduzieren kannst du sie einmal pro Woche mit Reinigungstabletten pflegen. Bitte verwende dazu nicht die Reinigungstabletten für Prothesen, da diese zu stark für das Kunststoff sind und deine Spange angreifen könnten. Verwende lieber Reinigungstabletten, die extra für Zahnspangen gedacht sind. Gute und preiswerte Reinigungstabletten findest du im Drogeriemarkt oder bei Amazon. Bei der Reinigung solltest du zu heißes Wasser vermeiden, da das Kunststoff dadurch möglicherweise verformt werden könnte.

Die Reinigung mit Tabletten solltest du nicht zu häufig durchführen, weil das deine Spange angreifen und damit milchig und sichtbarer machen kann. Also reinige die Aligner nur einmal die Woche und nicht täglich mit den Tabletten. Das ist auch gar nicht notwendig, weil du bei der Aligner-Therapie spätestens nach 2 Wochen eine neue Schiene einsetzen wirst.

Auch wenn du unterwegs bist, solltest du deine Zähne und die Aligner nach dem Essen oder Trinken kurz reinigen. Wenn du keine Zahnbürste zur Reinigung deiner Zähne zur Hand hast, spülst du deinen Mund einfach sehr gründlich mit lauwarmem Wasser aus. Zwar ist diese Lösung nicht perfekt, es ist aber immer noch besser als deine Aligner mehrere Stunden nicht zu tragen bis du endlich zuhause bist.

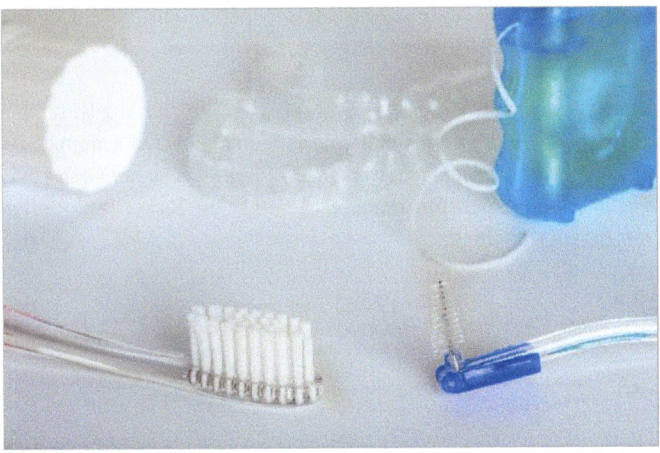

Abb. 21: Richtige Zahnpflege während der Aligner-Therapie

19. Was darf ich essen und trinken?

Der Vorteil an der Aligner-Behandlungsmethode ist, dass du deine Essens- und Trinkgewohnheiten während der Behandlung nicht einschränken musst. Du nimmst einfach deine Schiene heraus und nimmst deine Mahlzeit und Getränk zu dir. Anschließend putzt du deine Zähne und reinigst deine Zahnzwischenräume mit Zahnzwischenraumbürsten oder Zahnseide. Anschließend setzt du deine gereinigte Schiene wieder ein – fertig.

Das einzige, was du mit den Alignern im Mund zu dir nehmen darfst, ist Mineralwasser. Für alles andere solltest du die Aligner herausnehmen. Besonders heiße Getränke sind zu vermeiden, weil sie den Kunststoff der Aligner durch die Hitze verformen können. Auch den Verzehr von stark säure- und zuckerhaltigen Lebensmitteln solltest du während der Aligner-Behandlung einschränken.

Auf dein Kaugummi musst du während der Behandlung leider verzichten, weil es an dem Kunststoff hängen bleibt. Außerdem ist die Schiene nicht dazu gedacht mit ihr zu kauen. Falls du dennoch etwas gegen Mundgeruch tun möchtest, kannst du zuckerfreie Pfefferminzpastillen nehmen.

20. Wie kann ich die Behandlung unterstützen?

Das Allerwichtigste ist, dass du dich an die vorgeschriebene Tragezeit deiner Aligner hältst. Sei dir bewusst, dass dies der wesentliche Erfolgsfaktor für deine Behandlung ist. Wenn du dauerhaft unter den vorgeschriebenen 22 Stunden Tragezeit pro Tag bleibst, wird sich das auf die gesamte Behandlungsdauer negativ auswirken. Im schlimmsten Fall ist es möglich, dass du sogar das gewünschte Gesamtergebnis nicht mehr erreichen wirst. Damit würdest du deinen Zähnen auch eine unnötig längere Belastung zumuten und hier spielst du mit der Gesundheit deiner Zähne. Also halte dich unbedingt an die vorgeschriebene Tragezeit.

Neben der bereits erwähnten Mundhygiene und Pflege deiner Aligner solltest du auf eine ausgewogene Ernährung achten. Calcium- und magnesiumhaltige Lebensmittel können deine Zähne und dein Zahnfleisch bei der Aligner-Therapie unterstützen. Dies sind zum Beispiel Fleisch, Eier und Milchprodukte für die Calcium-Aufnahme und Hülsenfrüchte, Getreide oder Schokolade (ja richtig gelesen) mit einem Kakaoanteil von mindestens 50 % für die Magnesium-Versorgung.

Darüber hinaus habe ich während der Aligner-Behandlung darauf geachtet, nur wenig färbende Lebensmittel wie Rote Beete, Curry, Kirschen oder Rotwein zu mir zu nehmen.

Zudem habe ich mit unterstützender Zahnpasta für Zahnschmelz und Zahnfleisch geputzt (siehe Kapitel 21 >>Tipps und Tricks<<).

21. Welche Tipps und Tricks gibt es?

- ☝ Schaue dich unbedingt im Internet und bei Youtube-Videos nach Rabatt-Codes um. Diese Codes musst du bei deinem ersten Termin nennen und kannst dadurch viel Geld sparen. Ich konnte durch ein Youtube-Video von einer Bloggerin 350 € sparen.
- ☝ Wasche dir immer gründlich die Hände, bevor du deine Aligner einsetzt oder sie herausnimmst.
- ☝ Sei beim Einsetzen und Herausnehmen sehr vorsichtig, damit du die Aligner nicht beschädigst.
- ☝ Schütze deine Schienen vor Sonneneinstrahlung und zu großer Hitze, damit sie sich nicht verformen.
- ☝ Solltest du rauchen, empfehle ich dir die Aligner herauszunehmen, da es sonst zu Verfärbungen kommen kann.
- ☝ Packe dir immer Pfefferminzpastillen ein, weil du mit den Alignern schneller Mundgeruch bekommst.
- ☝ Achte darauf, ob deine Schienen zu stark auf das Zahnfleisch drücken oder ob sie in das Zahnfleisch einschneiden
- ☝ Wenn die Schiene an einer Stelle nicht gut passt, kannst du diese mit einer Metall- oder Glas-Nagelfeile zurechtfeilen.
- ☝ Verwende Zahnpasta, die deinen Zahnschmelz stärkt und härtet, weil dieser durch das häufige Zähneputzen belastet wird.
- ☝ Beim erstmaligen Einsetzen der jeweiligen Schiene kann es sein, dass die Schiene nicht sofort optimal auf deinen Zähnen sitzt. Das ist kein Grund zur Sorge. Es dauert 1-2 Tage bis sich deine Zähne an die neue Spange angepasst haben.
- ☝ Für das erstmaligen Einsetzen der jeweiligen Schienen solltest du dir den für dich bestmöglichen Zeitpunkt herausfinden, um möglichst wenig von den anfänglichen Schmerzen beeinträchtigt zu sein. Dies kann entweder abends vor dem Schlafengehen, morgens vor der Arbeit, am Wochenende oder auch am Wochenanfang sein.
- ☝ Verwende einmal die Woche eine Fluorid-Zahnpasta, die bei der Kariesprophylaxe hilft und ebenso deinen Zahnschmelz härtet.

☼ Bewahre alle alten Schienen in den jeweiligen Tüten auf. Falls dir eine Schiene verloren geht, kannst du bis du die Ersatzschiene bekommst auf die vorherige Schiene zurückgreifen, damit sich deine Zähne nicht zu weit zurückbewegen.

☼ Es wurde mir davon abgeraten während der Behandlungszeit eine professionelle Zahnreinigung durchzuführen, weil dies die Zahnsubstanz zusätzlich belasten könnte.

☼ Für die perfekte Zahnpflege: Ultraschallzahnbürste, Zahnseide, Zungenreiniger und Zahnzwischenraumbürsten.

☼ Ich habe in diversen Forenbeiträgen gelesen, dass die Aligner-Therapie vielen geholfen hat abzunehmen, weil es einfach zu aufwändig ist, ständig die Schiene herauszunehmen und anschließend die Zähne zu putzen. Falls du planst abzunehmen, kannst du das während der Behandlung gut umsetzen.

☼ Ich rate dir von einem Zähne-Bleaching vor der Aligner-Behandlung ab, weil deine Zähne nach dem Bleaching zunächst sehr schmerzempfindlich sein werden und dies die Druckschmerzen durch die Aligner unerträglich machen kann.

☼ Gegebenenfalls kann ein Orthopulse-Gerät für deine Behandlung sinnvoll sein. Dieses medizinische Gerät sendet Lichtenergie in geringen Dosierungen, wodurch die Knochen rund um die Zahnwurzeln stimuliert werden. Man wendet dieses Gerät zuhause ca. 10 Minuten pro Tag an und erhofft sich dadurch eine Verkürzung der Behandlungszeit von Zahnspangen. Die Kosten für das Gerät betragen jedoch ca. 1.000 €.

☼ Lasse deine Zähne vor der Aligner-Behandlung fit machen: Füllungen, Zahnersatz, Kronen, Aufbauten, Extraktion von Zähnen wie Weisheitszähne etc. muss alles vor (oder kann erst nach) der Aligner-Behandlung geschehen. Während der Therapie würde es dazu führen, dass deine vorgefertigten Schienen nicht mehr passen. Die Mehrkosten für neue Schienen musst du in diesen Fällen selbst tragen.

☼ Es gibt ein sehr umfangreiches Forum mit über 600 Seiten und circa 7.000 Forenbeiträgen von Betroffenen („Brigitte COMMU-ITY"). Es lohnt sich hier einzulesen.

22. Wie zufriedenstellend ist das Endergebnis?

Die meisten Patienten sind sehr zufrieden mit dem Endergebnis. Ich habe während meiner Recherche nur von sehr wenigen gehört und gelesen, die eher unzufrieden waren oder bei denen Komplikationen aufgetreten sind.

Ein Vorteil dieser Behandlungsmethode ist, dass du das Endergebnis bereits in der 3D-Modellierung sehen kannst. Du weißt also worauf du dich einlässt und in den meisten Fällen wird genau dieses Ergebnis nach der Behandlung erreicht.

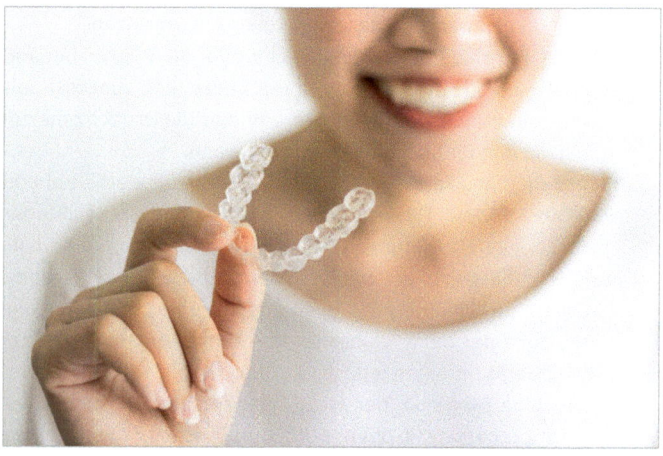

Abb. 22: Die meisten Patienten sind mit dem Ergebnis der Aligner-Therapie zufrieden

23. Wie lange hält das Endergebnis?

Wenn das Behandlungsziel erreicht ist, muss eine Retention erfolgen, um die Position der Zähne nachhaltig in der gewünschten Position zu halten. Die Retention kommt aus dem lateinischen „retinere" und steht für „zurückhalten". Würde man auf die Retention verzichten, besteht die Gefahr, dass sich die Zähne mit der Zeit zurück in ihre Ausgangsstellungen bewegen.

Um die erreichte Zahnstellung im Kiefer zu stabilisieren wird eine separate Retainerschiene oder ein Retainerdraht verwendet, der nach deiner letzten Schiene auf der Innenseite deiner Zähne angebracht wird. Wie lange die Retainermethode angewendet werden muss hängt vom individuellen Patienten ab. Bei machen reicht es aus, die Erhaltungsschiene nur für wenige Wochen zu tragen, wohingegen andere die Retainerschiene ein Leben lang über Nacht tragen müssen. Ich habe eine Retainerschiene bekommen, die zugleich auch als Knirsch-Schiene fungiert. Auf diese Weise wird gleichzeitig verhindert, dass ich meine Zähne durch das nächtliche Knirschen beschädige und das sich meine Zähne zurück in die Ausgangsposition vor der Aligner-Behandlung bewegen.

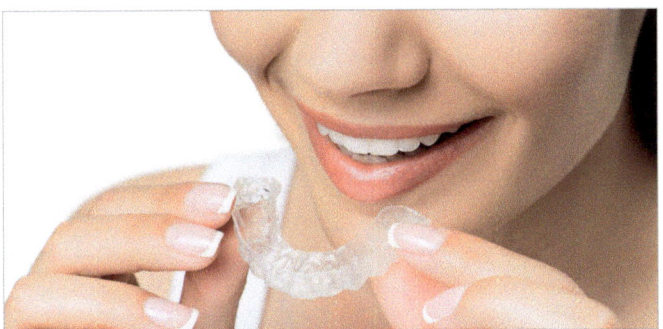

Abb. 23: Die Retainerschiene wird häufig nur nachts getragen

24. Abschlussworte

Mein Abschlusskommentar in diesem Ratgeber ist: **Mach es!** :-)
Ich habe mit so vielen Menschen gesprochen, die ihre Aligner-Behandlung erfolgreich durchgestanden haben und habe auch selbst sehr positive Erfahrungen mit dieser Behandlungsmethode gemacht. Ich kann es dir daher nur ans Herz legen!

Am Ende der Behandlung wirst du alle Strapazen und Schmerzen vergessen haben und einfach nur glücklich über dein neues Lächeln sein. Du wirst fröhlicher sein und ein besseres Selbstwertgefühl besitzen, was wiederrum einen hohen Einfluss auf deine Lebensqualität haben wird. Also ziehe es durch!

Sollte dir das Buch gefallen haben, empfehle es gerne weiter und gib mir eine 5-Sterne-Bewertung. Mein Ziel ist es, mit dem Buch möglichst vielen Menschen zu helfen, die vor der gleichen Ratlosigkeit und Unsicherheit standen, wie ich damals.

Ich wünsche dir alles Gute für deinen Weg zum perfekten Lächeln.

Vielen Dank und liebe Grüße
Deine Nele

Platz für deine Notizen

Bilderverzeichnis